EAUX

MINÉRALES ALCALINES

d'Evian,

ET

MINÉRALES, FERRUGINEUSES, ACIDULES

d'Amphion.

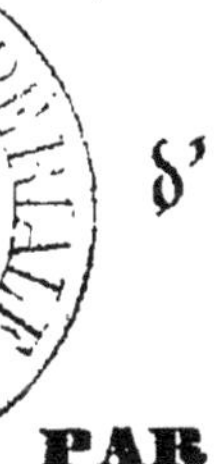

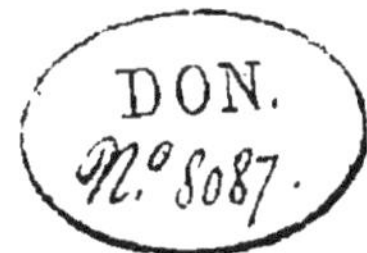

PAR F. ANDRIER,
Docteur-Médecin.

EVIAN,
IMPRIM. des F.res MUNIER.

1845.

NOTICE

SUR LES

EAUX MINÉRALES ALCALINES

d'Evian.

LES propriétaires actuels des eaux minérales d'Evian, jaloux de perpétuer la réputation ancienne et justement méritée dont elles jouissent, viennent d'enrichir l'établissement de nombreux embellissemens, d'importantes réparations, qui lui donnent une physionomie toute nouvelle et le recommandent d'une manière encore plus spéciale à la faveur du public médical, témoin des cures remarquables qui s'y opèrent chaque année.

Outre que le mobilier de l'hôtel des bains a été entièrement renouvellé, des logemens nouveaux ajoutés aux anciens, décorés avec goût et propreté, une communication établie entre les terrasses et les jardins, le service de table changé et réorganisé, un nouvel appareil de chauffage permettant de donner au moins cent bains par jour, forment l'ensemble des modifications d'utilité et d'agrément introduites dans le matériel de l'établissement.

On trouve dans la ville, bon nombre d'hôtels et de maisons bourgeoises où l'on est logé aussi proprement qu'élégamment, des tables d'hôte et particulières, toutes très-bien servies ; à ces ressources de la localité, il faut ajouter la douce température du climat, le bon entretien des routes, la facilité des communications, la perspective riante du lac Léman, au delà duquel se dessinent gracieusement la côte Suisse et les villes qui s'élèvent sur ses bords ; motifs bien capables d'inspirer à l'étranger un attrait irrésistible et de lui rendre délicieux le séjour du pays.

PROPRIÉTÉS PHYSIQUES, ANALYSE.

L'eau alcaline est froide, insipide, incolore et inodore, tellement onctueuse, quelle blanchit, assouplit la peau, lui donne une fraîcheur et un velouté dignes d'être enviés par les personnes qui recherchent envain cet agrément dans l'emploi des cosmétiques si vantés.

La source produit un litre d'eau par minute et laisse un dépôt composé de carbonate de chaux, de carbonate de magnésie, de traces de carbonate de fer et de la glairine ; ce dépôt vaseux ainsi que les incrustations calcaires, épaisses, qui se forment au fond des chaudières et le long des conduits, contribuent puissamment à favoriser la résolution de certaines tumeurs glandulaires, comme aussi, des nodus articulaires, employés sous mode de frictions.

Son degré d'homogénéité est tel que, quoique analysée à des époques très-distantes les unes des autres, en 1808 par Tingry, en 1824 par Peschier, en 1844 par M.r Barruel, ses principes minéralisateurs ont toujours été trouvés en proportions concordantes; avec la différence que M.r Barruel, chef du laboratoire de chimie de la faculté de médecine de Paris, constate par son résultat analytique, l'absence totale de sulfate de chaux, dans l'eau alcaline d'Evian, qu'il reconnaît d'ailleurs, comme les précédens chimistes, composée de: acide carbonique libre, bicarbonate de soude, de chaux, de magnésie, une quantité indéterminée de matière végéto-animale (glairine,) qui se rencontre dans beaucoup d'eaux minérales. La circonstance de l'absence de sulfate de chaux dans notre eau alcaline, explique pourquoi certains estomacs délicats en supportent plus facilement de fortes doses, qu'une petite quantité de celles de Vichy, qui contiennent de ce sel et par ce fait même deviennent plus difficiles à digérer.

EXPORTATION.

Les expéditions d'eau deviennent toutes les années plus nombreuses; depuis trois ans, il est sorti de l'établissement, dans l'intervalle de chaque saison, quinze à vingt mille bouteilles d'eau, qui se conserve très-bien, sans subir la moindre altération; ce qui en facilite l'emploi à domicile pour les malades qui désirent achever une cure entreprise aux bains, ou se prémunir contre la récidive d'une maladie avantageusement combattue.

La saison des bains, ouverte le quinze mai, finit du quinze au trente septembre de chaque année.

MODE D'ADMINISTRATION.

On en fait usage sous toutes les formes et de toutes les manières, en boisson, bains entiers, demi-bains, douches ascendantes, injections, lotions, etc. leur mode d'emploi, quant à la dose de la boisson, la durée et la température des bains, étant soumis à diverses appréciations relatives à leur action sur la susceptibilité individuelle, aux résultats plus ou moins satisfaisans obtenus, comme aussi, aux caractères et nuances des affections que les médecins sont appelés à traiter chez les malades qui leur sont adressés ou confiés.

Cependant, le plus communément, l'on fait précéder l'emploi du bain, par celui de l'eau en boisson, qui se prend le matin à jeun et l'après-midi, plusieurs heures après les repas, par verrées de six onces, à un quart d'heure de distance, soit au lit, au bain, soit en se livrant à quelque exercice dans les allées et les terrasses des jardins.

ACTION CHIMIQUE.

Les principes minéralisateurs alcalins contenus, dans les eaux d'Evian, leur prêtent une action chimique qui se révèle, notamment, dans l'acidité des premières et des secondes voies, la gravelle, les calculs d'acide urique, de phosphate ammoniaco-magnésien, de phosphate de chaux, les concrétions tophacées, qui favorise la dissolution directe des élémens de ces calculs ou du mucus qui leur sert de lien d'union, neutralise les liquides qui par leur acidité ont de la tendance à se concréter et se déposer, soit dans les voies urinaires, soit autour des articulations; pour occasionner la goutte ou la gravelle, isolément ou simultanément. L'on sait en effet que ces deux maladies fraternisent souvent; 1.° par leur alternative ou leur coexistence; 2.° par l'élément commun de leur organisation, l'acide urique et les sels qu'il constitue; 3.° par l'identité de leur développement sous l'influence des mêmes causes: l'excès des matériaux nutritifs, l'intempérance, la vie sédentaire, etc.

Les propriétés lithontriptiques des bicarbonate de soude, de chaux, de magnésie et des eaux minérales qui en contiennent, indiquées déjà par les auteurs anciens, Hoffmann, Sydenam, Rivière, Morgagni, etc. formant la base des célèbres remèdes de Joanna Stephens à qui le parlement accorda une récompense; de Horace Walpole, Chittichs, ont été signalées par les auteurs modernes, Brande, Darcet, Ch. Petit, Marjolin, Amussat, Rayer, et dernièrement encore, sanctionnées par l'autorité imposante de l'académie de médecine de Paris, qui dans sa séance du 9 avril 1839, M.r Bérard rapporteur, reconnait non seulement aux eaux de Vichy, mais encore à toutes les eaux alcalines, la propriété d'amoindrir, ramollir les calculs d'acide urique.

ACTION PHYSIOLOGIQUE.

Si l'urine modifiée, ainsi que ses produits de sécrétion anormaux, l'acide urique etc.; devient alcaline par l'usage de l'eau minérale; quelle action puissante cette dernière n'exerce-t-elle pas sur les fonctions de la vessie, par son influence spéciale sur l'excrétion urinaire! outre cela, la stimulation produite sur la peau, sur la membrane gastro-intestinale, le ton imprimé aux organes assimilateurs, sécréteurs, innervateurs, déterminent dans l'économie, d'une manière douce, insensible, des crises salutaires et des pertubations avantageuses, suivies d'effets diurétiques, laxatifs, etc. qui bientôt préparent la solution d'une foule de maladies.

APPLICATIONS THÉRAPEUTIQUES.

Les eaux d'Evian témoignent de leur particulière efficacité, dans les maladies des voies digestives, du foie, de la rate, de la vessie, de la matrice, dans la névralgie de ces organes; au résumé, dans leurs lésions de circulation, de sécrétion, de nutrition et d'innervation; j'entrerai dans quelques détails relatifs aux effets généraux et spéciaux que les eaux d'Evian déterminent dans chacune de ces maladies.

MALADIES DU TUBE DIGESTIF.

Elles conviennent dans les affections spasmodiques de l'estomac et des intestins, excitent l'appétit, facilitent les digestions, combattent la dyspepsie, la gastro-entéralgie, gastro-entérite chroniques, accompagnées de certains troubles fonctionnels, surtout d'inappétence, de vomissemens, d'éructation ou de régurgitation de substances acides, gazeuses ou liquides; leur usage neutralise les acides qui se forment pendant ou après les digestions, dissipe l'état morbide de l'estomac qui le dispose aux aigreurs, en réagissant sur le système nerveux qui préside à ses sécrétions, de manière à lui donner l'excitation physiologique utile à l'accomplissement normal de ses fonctions.

L'association des bicarbonates de soude et de magnésie, explique leur effet laxatif et leur utilité dans la constipation habituelle, dépendante d'une phlegmasie chronique de l'intestin, du défaut de contractilité de ses fibres musculaires, ou d'une diminution des sécrétions muqueuses ou biliaires. Employées sous forme de bains tempérés, de lavemens ou de douches ascendantes, elles calment promptement la tension, la douleur qui accompagnent souvent les tumeurs hémorrhoïdales internes ou externes, au point qu'au bout de peu de jours, elles se rident, s'affaissent et se réduisent à un très-petit volume.

J'ai obtenu l'année dernière, dans cinq cas analogues, cette heureuse issue, dans un surtout, où existaient des hémorrhoïdes internes, rouges, volumineuses et si douloureuses qu'elles donnaient lieu à des contractions spasmodiques de l'anus, déterminant encore sympathiquement la dysurie ou l'ischurie. Les lotions, les lavemens, les bains presque froids, produisirent dès le premier jour un peu de rémission dans l'état des souffrances du malade, et donnant au traitement la direction convenable, indiqué par ce premier résultat léger, mais sensible, j'obtins de jour en jour un soulagement progressif, et les tumeurs devenant pâles, indolentes, se dissipèrent peu à peu avec le cortège des symptômes fâcheux qui les accompagnait.

Madame T. du Châbles, (Savoie) âgée de 50 ans, d'un tempérament lymphatico-nerveux, était affectée depuis treize mois, d'une gastralgie très-intense, avec dyspepsie, qui pendant tout ce tems avait résisté opiniâtrément aux soins éclairés que lui avait prodigués sans relâche M.r le docteur Albert Proto-Médecin, à Saint-Julien (Savoie). Son estomac, d'une susceptibilité extrême, se refusait depuis six mois à tout genre de nourriture uatre que le lait, à des doses encore très-minimes; aussi, malgré les lavemens nutritifs aux bouillons gélatineux que son médecin lui faisait prendre fréquemment, la malade était tombée dans le marasme le plus complet, et c'est en désespoir de cause, que la confiant à ma direction, il l'adressa aux bains d'Evian dans le courant de juillet 1843. A l'aspect de cette malade qu'animait à peine un léger souffle de vie, je perdis tout espoir de succès;

l'altération de ses traits, son attitude, sa démarche, tout en elle exprimait un état de langueur profonde.

Elle se mit à l'usage de l'eau alcaline avec la plus entière méfiance d'un résultat avantageux pour son état maladif, qu'elle croyait incurable; et quoique le premier jour elle pût à peine en supporter deux verrées, dès le lendemain, son estomac commença à manifester pour la boisson un peu plus de tolérance, qui devenant de plus en plus sensible, réveilla son appétit endormi depuis près d'une année; il fallut faire une étude attentive des caprices de son organe digestif et l'habituer par une lente graduation à une alimentation substantielle et copieuse; bientôt mes efforts combinés avec l'action de jour en jour plus apparente des eaux, la rendirent méconnaissable aux personnes qui pour la première fois l'avaient vu franchir le seuil de l'établissement et son embonpoint, ses forces prirent un tel accroissement qu'elle rejoignit, au bout de cinq semaines, ses foyers, emportant avec elle tous les attributs de la santé.

M. G. de Bernex, près de S.t Julien, âgé de 40 ans environ, d'une constitution bilioso-nerveuse, adonné depuis plusieurs années à des excès de vins et de liqueurs, éprouve depuis cinq mois des dérangemens notables du côté des voies digestives, avec perte considérable de l'appétit, dégout, nausées, vomissemens, ballonnement, constipation; ces symptômes réfractaires au traitement dirigé contre eux, par son médecin, excitent des craintes dans son esprit, et lui font prendre le parti de l'envoyer, dans le mois d'août 1843, aux eaux d'Evian, qui produisirent chez le malade la plus heureuse métamorphose, et dans l'espace d'un mois lui rendirent la vie, dans un cas où l'ancienneté du mal et l'insuffisance d'une foule de remèdes, pouvaient faire craindre qu'il ne résistât avec ténacité à toutes les ressources de l'art.

M. B. Banquier de Paris et de Genève, d'un tempérament sanguin-nerveux, âgé de quarante ans, eut un violent chagrin causé par la perte d'une fille chérie, dès lors son appétit diminuant sensiblement, ses digestions devinrent languissantes, s'accompagnant d'une douleur d'estomac, se déclarant principalement trois heures après l'ingestion des alimens; cette douleur, d'abord tolérable devint très-aiguë et s'irradia sur les intestins, déterminant vers la région ombilicale et le long du colon, un sentiment de tortillement, une vive douleur s'exaspérant pendant la digestion intestinale; ces symptômes gastro-entéralgiques, rebelles aux diverses médications tentées à Paris pour les combattre, cédèrent par enchantement et sans récidive postérieure, à l'emploi des bains et à l'usage soutenu et abondant des eaux alcalines d'Evian, prises pendant quatre semaines. Le malade était parvenu, sans le moindre effort, à supporter une cinquantaine de verrées dans le courant de la journée.

MALADIES DU FOIE ET ENGORGEMENS VISCÉRAUX.

Les eaux alcalines prises sous plusieurs formes fondent les engorgemens viscéraux du foie, de la rate, du mésentère, de l'épiploon; dissipent l'ictère provenant d'une phlegmasie du tube digestif, du foie, du défaut d'innervation de cet organe, ou de l'obstruction des canaux biliaires par la présence de calculs; 1.° en augmentant la perméabilité de ces canaux; 2.° en opérant une révulsion sur les reins et la muqueuse gastro-intestinale; de manière à déterminer des évacuations abondantes, de bile ou de concrétions biliaires, de couleur et de consistance différentes.

L'on doit également attribuer l'action des eaux alcalines, à la prompte dissolution qu'elles exercent, soit sur la matière jaune qui teint les organes, comme le pense M.r Andral professeur de pathologie générale à l'école de médecine de Paris, soit sur la matière colorante qui formant la majeure partie des concrétions, leur ôte de la consistance, du volume et rend ainsi leur expulsion plus facile, de même que l'observe récemment M.r Fauconneau-Dufresne, qui ne connaît point de traitement plus rationnel de dissoudre les calculs biliaires, que l'usage abondant des eaux alcalines, (bulletin de thérapeutique, avril 1845 et M.r Bouchardat, annuaire de thérapeutique pour 1845.)

L'opinion de ces trois auteurs graves, se trouve pleinement confirmée, par le résultat que j'ai obtenu, il y a deux ans, aux eaux d'Evian, chez Mademoiselle M. du Chablais, âgée de 45 ans, d'un tempérament bilioso-nerveux. Soumise à l'usage varié de ces eaux pour un ictère général dont elle était atteinte depuis trois mois, rebelle à l'action des moyens usités en pareille occurence, elle éprouva au bout de huit jours des évacuations bilieuses fréquentes, sur lesquelles surnageaient de larges gouttes d'un liquide vert, huileux et des débris adipocireux de calculs de cholostérine, les uns friables, les autres résistans à l'écrasement sous la pression; ces évacuations persistant pendant une dizaine de jours, firent disparaître la teinte ictérique de la peau, dissipèrent la consistance, la coloration anormale des urines et des selles; dès lors la malade récupérant à vue d'œil de l'appétit et des forces, pût, après quatre semaines de séjour à l'établissement, quitter Evian dans un état de santé bien satisfaisant.

J'ai soigné en outre cette année et les précédentes, plusieurs malades affectés d'hépatite chronique, d'hypertrophie du foie, compliquées de dyspepsie, de gastro-entéralgie, de vomissemens, qui tous ont dû aux eaux d'Evian une guérison complette, ou une amélioration dans leur état maladif, bien grande.

MALADIES DE L'APPAREIL GÉNITO-URINAIRE.

Elles exercent une heureuse influence, dans la néphrite, la cystite, simples ou calculeuses, le catharre de l'urètre, de l'utérus, la névralgie de ces organes. Les gravelleux et les calculeux, qui en font usage, éprouvent souvent dès le premier jour, du calme; 1.° parceque, chez les premiers, les urines sécrétées plus abondamment et sans douleur, charient des doses toujours croissantes de graviers, qui se déposent sous forme d'acide urique cristallisé, ou sous tout autre forme, suivant la nature ou l'espèce de gravelle; 2.° parceque les calculs, même un peu volumineux se couvrent d'une sorte d'urate alcalin dont le contact onctueux, modifie avantageusement l'apreté de leur surface, pour leur frayer ensuite une route facile et glissante à travers les uretères et le canal de l'urètre. Je n'hésite pas à croire que ces eaux seraient utilement conseillées dans la présence de calculs volumineux, qui devenant plus friables, seraient plus aptes à subir le broiement.

Non seulement elles expulsent les calculs et la gravelle, calment et suspendent l'hématurie, les coliques néphrétiques occasionnées par leur présence dans les reins, par leur arrêt à l'orifice ou sur le trajet des uretères, mais elles dégagent la vessie des urines glaireuses qui épuisent les malades affectés de cystite muqueuse, et cela, avec d'autant plus de succès, qu'elles rétablissent les fonctions digestives toujours perverties dans ces conjonctures.

Fréquemment témoin du succès avec lequel MM. Civiale, Leroy d'Etiolles, Souberbieille, Ségalas de Paris, Riberi de Turin, Mayor et Maunoir de Genève, conseillent les eaux d'Evian aux malades qu'ils ont opérés par la lithotripsie, j'ai constaté que leur usage déterminait la sortie des fragmens et du détritus résultant de l'écrasement de la pierre, dont le séjour dans la vessie deviendrait infailliblement l'origine d'une nouvelle formation de calculs, que la sécrétion muqueuse qui accompagne la présence de ces fragmens était entrainée au dehors, et que l'inflammation qui doit suivre l'opération était toujours prévenue ou combattue.

On obtient de très-bons effets de l'eau d'Evian, en injections ou irrigations dans la vessie, au moyen de sonde à double courant de M.r Jules Cloquet; 1.° dans la cystite muqueuse simple, qui est une maladie purement locale, et par ce motif, doit avec fruit être attaquée localement; plus encore dans la calculeuse, pour désobstruer l'organe, des mucosités qui enveloppent les calculs et les rend réfractaires à l'action des alcalis, ainsi que l'a signalé M.r Ch. Petit, Inspecteur adjoint des eaux de Vichy; 2.° dans l'incontinence d'urine due à un relâchement, à l'atonie du col ou du corps de la vessie; 3.° la rétention dépendante de l'abolition de la contractilité, de la sémi-paralysie de l'organe excréteur de l'urine; 4.° dans l'hématurie provenant de la surdistention des parois vésicales par le séjour forcé de l'urine dans la vessie, avec spasme du col ou atonie du corps.

Dans deux cas d'incontinence, d'urine due aux causes sus-signalées, avec une névralgie ou une extrême irritabilité du col, comme on le remarque presque toujours dans cet état morbide; j'ai eu recours avec assez de bonheur à ce traitement local, qui marchait de front avec l'emploi combiné des bains froids, douches idem, sur le périnée, le bas ventre, la partie interne et supérieure des cuisses. Je commençai dans ces deux cas par l'introduction d'une sonde en gomme élastique d'un petit calibre, pour respecter la vive sensibilité du col ; la vessie débarrassée de son contenu, je pratiquai d'abord des injections tièdes, puis froides et pour le reste, je me conduisis avec les précautions que nous indiquaient MM. Civial et Leroy, le premier dans son service spécial des maladies des voies urinaires, à l'hôpital Neker ; le second, dans ses leçons publiques sur cette spécialité, faites à l'école pratique, pour augmenter graduellement le calibre des sondes, les retirer et régler l'écoulement du liquide injecté ou de l'urine, suivant la diminution ou l'augmentation de la contractilité de la vessie.

Les personnes du sexe, nerveuses, irritables, éprouvant des douleurs à la vulve, un excès de sensibilité des organes génitaux, des écoulemens leucorrhéiques, et divers symptômes morbides, dépendans d'un état pathologique de l'utérus, (engorgemens, érosions, ulcérations) exerçant en outre leur sympathie sur des organes situés au loin, se trouvent admirablement bien des eaux alcalines d'Evian, administrées en bains, douches ascendantes, dirigées vers l'organe primitivement et essentiellement malade, ou de toute autre manière suivant le cas et l'indication.

GOUTTE ARTICULAIRE.

L'utilité de l'eau d'Evian dans la goutte articulaire a été démontrée pour la première fois, il y a bien des années, en la personne d'un Ministre Anglais, habitant la Suisse, atteint tout à la fois de la goutte et de la gravelle. Ce malade, que le seul espoir de se délivrer de cette dernière infirmité conduisit aux bains d'Evian, fut doublement satisfait de leur action bienfaisante qui, non seulement le guérirent de la gravelle, mais encore de l'accumulation des tophus qui déformaient plusieurs articulations phalangiennes de ses doigts et de ses mains.

Un jeune homme de Neuchâtel, (Suisse,) arriva il y a six ans, à Evian, comme perclus, se servant de béquilles, en raison de la gêne et de la douleur que lui occasionait le mouvement des articulations du genou, du coude-pied, métarcapo et métartaso phalangiennes des pieds et des mains, entourées de concrétions tophacées volumineuses ; son estomac se trouvant dans une condition assez favorable pour lui permettre de faire sans accident un usage assez large de la boisson ; prenant d'ailleurs presque tous les jours des bains et de tems en tems des douches locales ; les concrétions se ramollirent, se résorbèrent peu à peu, au point que dans un mois, il quitta Evian avec ses articulations libres, léguant ses béquilles à l'établissement en témoignage de l'éclatante guérison qu'il devait aux eaux. Bien que ces deux faits, comme beaucoup d'autres aussi saillans qui ont trait à l'efficacité de ces eaux dans la maladie qui nous occupe, n'aient pas été dévoilés, j'ai été témoin et observateur attentif du second, et comme ils sont d'ailleurs tous deux de notoriété publique, je me permets de les livrer à l'appréciation de mes confrères, qui les utiliseront au profit de l'humanité souffrante.

Dans le courant du mois d'août 1844, je donnais des soins à Mademoiselle R. des environs de Vevey, addressée à Evian par M.r le Docteur Lambossi de Nyon, pour y être traitée de la goutte la plus douloureuse, qui empoisonnait son existence depuis plusieurs années. Au début de la cure, les articulations des poignets, des phalanges de ses doigts et de ses orteils, garnies de dépôts tophacés très-épais et durs, étaient, pour ainsi dire, ankilosées; la malade but tous les jours des doses de plus en plus fortes d'eau, qu'elle digérait fort bien, fit usage des bains et surtout des douches descendantes sur les parties intéressées; et bientôt, quel changement sensible s'était manifesté dans l'état de la malade! Les concrétions, devenues molles, donnant à la pression la sensation d'un corps gélatineux, l'exsudation d'un liquide visqueux, onctueux, à travers les articulations couvertes d'une forte éruption de boutons, la presque résorption de la matière des tophus coincidant avec le retour proportionnel des mouvemens articulaires et la présence de l'acide urique dans les urines, le sommeil et l'appétit récupérés, tels sont les phénomènes physiologiques développés par l'emploi de nos eaux pendant trois semaines, qui pronostiquaient à la malade le plus heureux dénoûment, lorsque son départ fut brusquement nécessité par l'apparition du vent du nord-ouest, qui soufflant avec violence, accompagné de pluies diluviennes, raffraichit considérablement la température atmosphérique.

Il résulte de l'observation de ces faits et de beaucoup d'autres remarqués, soit par mes confrères, soit par moi :

1.° Que les eaux alcalines d'Evian sont d'une efficacité incontestablement avérée dans la goutte articulaire.

2.° Qu'elles rendent les accès de cette maladie, moins fréquens, moins longs, douloureux et intenses dans les années qui suivent la cure, surtout la première.

3.° Que si elles ne guérissent pas entièrement les malades, elles procurent un immense soulagement dans l'état des parties souffrantes, entrainant avec lui une conséquence analogue, dans l'ensemble des fonctions digestives et urinaires qui participent à l'amélioration générale.

4.° Que pour une plus grande garantie de succès, les malades devraient répéter la cure pendant trois ou quatre années consécutives, suivant le besoin.

Se soumettre aux diverses prescriptions hygiéniques imposées par les conditions de leur état de santé, suivre une diète presque exclusivement végétale et autant que possible se mettre à l'abri de l'humidité, des vicissitudes atmosphériques qui exercent une influence prononcée sur le retour des accidens.

Rien n'égale en thérapeutique l'efficace application de ces eaux dans certaines maladies chroniques de la peau, où les alcalins sont indiqués; les efflorescences cutanées, les formes papuleuses de ces affections psoriques, telles que les variétés de lichen, prurigo, soit étendues sur une grande surface de cette muqueuse, soit localisées sur les parties génitales externes, la marge de l'anus, le périnée, etc.

EAU

MINÉRALE FERRUGINEUSE, ACIDULE

d'Amphion.

Au nombre des sources minérales ferrugineuses qui existent aux environs d'Evian, il en est une, qui mérite une citation toute spéciale par son degré d'énergie et d'efficacité, je veux parler de l'eau minérale ferrugineuse, acidule ou gazeuse d'Amphion. Déjà très-courues bien avant la révolution de 89, honorées à la même époque, pendant plusieurs années successives, de LL. MM. le Roi et la Reine de Sardaigne, du Prince et de la Princesse de Piémont, de la Duchesse du Chablais et de leur brillante suite, ces eaux ont eu leurs vicissitudes; délaissées assez long temps par la grande affluence des étrangers qui s'y rendaient, elles se relèvent de l'oubli dans lequel un caprice insaisissable de la mode les avait plongées et tout fait espérer que, par la sollicitude active de la nouvelle administration des bains d'Evian, qui les a jointes à sa direction, elles regagneront leur prospérité première.

La fontaine d'Amphion distante d'un quart d'heure d'Evian, occupe une position séduisante sur le versant d'une colline belle de culture et de végétation, ombragée d'arbres gigantesques, qui lui donnent par leur variété et leur distribution un aspect agréablement pittoresque.

En face de la fontaine abritée par un hangard couvert, se trouve une fort jolie promenade bordée de peupliers et un édifice d'une construction simple, élégante, renfermant un vaste salon ayant vue sur le lac.

On peut s'y rendre pédestrement ou par la voie d'un omnibus qui fait ce trajet matin et soir, sans parler des voitures à volonté, mises à peu de frais, à la disposition des étrangers.

Cette eau minérale acidule, d'une odeur ferrugineuse bien caractérisée, froide, limpide, invariable dans sa température et son abondance, exhale une odeur sulfureuse par les tems d'orage et d'éléctricité, elle dépose sur son passage un sédiment rouge, ocreux.

Analysée pour la première fois, en 1772 et en 1786 par M.r Tingry, elle mérita en outre, de la part de ce chimiste distingué, un mémoire signalant ses vertus médicinales, qu'il lût à la société physique de Genève en 1808, ainsi que l'observe M.r Rieux ex-directeur de l'établissement des eaux alcalines d'Evian.

Il résulte de cette analyse, que l'eau d'Amphion contient comme élément prédominant : le fer, une quantité notable de gaz acide carbonique libre, indépendamment de la dose de cet acide, utilisée à carbonater le fer et les alcalis qui lui sont associés tels que l'hydrochlorate de chaux, le s. proto-carbonate de soude, le s. carbonate de chaux, de magnésie, alumine et silice ; près de 7 grains de ces sels combinés, par livre d'eau.

L'eau ferrugineuse, comme la plupart des eaux de

cette nature, s'altère au contact de l'air et ne supporte pas le transport, parceque l'oxigène la dépouille du sel de fer qu'elle renferme et qui se précipite.

Sous l'influence de la compression, l'eau pouvant dissoudre cinq ou six fois son volume de gaz acide carbonique, il est à présumer que l'on favoriserait la dissolution des élémens ferrugineux de l'eau d'Amphion, en la saturant d'une plus grande quantité de ce gaz, comme on le pratique pour les eaux minérales artificielles; c'est du moins un essai que j'engagerai l'administration à faire, dans le but de rendre cette eau plus homogène et susceptible d'être exportée.

Cette eau ne se prend qu'en boisson, en commençant par un ou deux verres, matin et soir, pour augmenter ensuite graduellement, suivant l'âge, la tolérance de l'estomac et la nature de la maladie.

Tonique, apéritive, emménagogue, l'eau d'Amphion, à l'instar des eaux minérales fortement gazeuses, porte à la tête, cause de l'ivresse, un besoin invincible de dormir, aussi son administration réclame-t-elle de la part du médecin une grande circonspection et du côté des malades une extrême docilité.

Sévèrement contre-indiquée chez les sujets pléthoriques, irritables, elle rend la vie à ceux qui sont pâles anémiques, d'une constitution molle, énervés par les excès; elle active l'hématose du sang qu'elle rend plus fibrineux, coagulable, elle colore les tissus; en un mot, sous l'empire de sa bienfaisante influence, l'assimilation, la circulation, la respiration, la nutrition se rétablissent dans une parfaite intégrité.

Ces propriétés générales la rendent utile dans les maladies suivantes :

1.° Dans la langueur des fonctions digestives par défaut d'énergie vitale de l'estomac ; la diarrhée chronique, les hémorrhagies passives, le flux hémorrhoïdal immodéré, la gastralgie leucorrhéique.

2.° Dans les maladies du système lymphatique, scrofules, rachitisme, dans les affections vermineuses, l'œdème chronique, l'hydropisie, les engorgemens viscéraux succédans aux fièvres de long cours.

3.° Dans la chlorose, l'aménorrhée par faiblesse, les troubles de la menstruation, qu'elle provoque, modère ou suspend; dans les névralgies dépendantes de la chlorose, dans la stérilité, en guérissant des infirmités nuisibles à la conception; le prolapsus utérin.

4.° Dans la faiblesse virile, la blennorrhée, l'atonie, l'inertie, la paralysie de la vessie, l'incontinence d'urine nocturne, l'hématurie passive.

Au demeurant, les eaux d'Amphion constituent un agent thérapeutique des plus précieux dans cette nombreuse classe de maladies apyrétiques qui commandent l'emploi des toniques, etc.

Avec permission.

www.ingramcontent.com/pod-product-compliance
Ingram Content Group UK Ltd.
Pitfield, Milton Keynes, MK11 3LW, UK
UKHW020539230726
13925UKWH00006B/2363

9 782014 041422